Physik der Entstehung von Entzündungen durch Schadstoffe in der Nahrung, in den Zahnfleischtaschen und von schädlichen Bakterien am Beispiel der rheumatoiden Arthritis

Physik der Entstehung von Entzündungen durch Schadstoffe in der Nahrung, in den Zahnfleischtaschen und von schädlichen Bakterien am Beispiel der rheumatoiden Arthritis

Kausale Behandlungen, die Entzündungen heilen und Antibiotika-Resistenzen verhindern

Frank Mitter

Bibliografische Information der Deutschen Nationalbibliothek

Die Deutsche Nationalbibliothek verzeichnet diese Publikation in der Deutschen Nationalbibliografie; detaillierte bibliographische Daten sind im Internet über http://dnb.d-nb.de abrufbar.

1. Aufl. - Göttingen: Cuvillier, 2021

Nonnenstieg 8, 37075 Göttingen

Telefon: 0551-54724-0

Telefax: 0551-54724-21

www.cuvillier.de

1. Auflage, 2021

Gedruckt auf umweltfreundlichem, säurefreiem Papier aus nachhaltiger Forstwirtschaft.

ISBN 978-3-7369-7442-5

eISBN 978-3-7369-6442-6

Inhaltsverzeichnis

Zusammenfassung

Hintergrund und Ziel

Die Entstehung von Entzündungen wird nach der Theorie der Schulmedizin vor allem auf Bakterien und Viren zurückgeführt. Demnach wäre es folgerichtig, bakteriell bedingte Entzündungen mit Antibiotika zu behandeln. Bei viralen Entzündungen sind Antibiotika bekanntlich wirkungslos. Die Behandlung von bakteriell bedingten Entzündungen mit Antibiotika aber zeigt, dass in vielen Fällen der Behandlungserfolg ausbleibt, weil die Bakterien gegen Antibiotika resistent werden oder bereits sind. Als Grund wird oft der falsche Einsatz von Antibiotika genannt. Nach Einschätzung der Vereinten Nationen ist die weltweit wachsende Antibiotika-Resistenz eine der größten Bedrohungen für die Gesundheit von Menschen, Tieren, Pflanzen und der Umwelt.

Das Ziel der Arbeit ist es, am Beispiel der rheumatoiden Arthritis nachzuweisen, dass Entzündungen primär physikalisch durch Schadstoffe in der Nahrung und in den Zahnfleischtaschen entstehen und dass sich schädliche Bakterien erst sekundär in den physikalisch ausgelösten Entzündungen bilden und mit ihren Schadstoffen die Entzündungen verstärken. Aus den Ergebnissen sind kausale Behandlungen abzuleiten, die Entzündungen heilen und Antibiotika-Resistenzen verhindern.

Material und Methode

Eine Entzündung ist eine Temperaturerhöhung und damit eine thermische Energieerhöhung, die ein physikalischer Prozess ist. Um realistische Ergebnisse erzielen zu können, muss ein physikalischer Prozess mit Hilfe der Gesetze der Physik aufgeklärt werden. Die Beschreibung der Entstehung von Entzündungen erfolgt in Übereinstimmung mit den Gesetzen der Physik, womit die Ergebnisse naturwissenschaftlich nachgewiesen sind. Die Entstehung von Entzündungen weist zudem Parallelen mit dem Meridiansystem der Traditionellen Chinesischen Medizin (TCM) auf.

Ergebnisse

Die thermische Energieerhöhung einer Entzündung wird physikalisch durch die gespeicherte erhöhte chemische Energie von Schadstoffen in der Nahrung und durch die erhöhte mechanische Energie von Schadstoffen in den Zahnfleischtaschen durch Druck und Reibung verursacht. Diese erhöhte Energie wandelt sich bei der Verdauung im Magen-Darm-Trakt und durch Druck und Reibung in den Zahnfleischtaschen von selbst in erhöhte thermische Energie um, die für unsere Sinne als erhöhte Temperatur erkennbar wird. Die Temperaturunterschiede zwischen Magen-Darm-Trakt und Umgebung bewirken, dass Wärmeleitung von Stellen höherer zu solchen tieferer Temperatur auftritt, und zwar so lange, bis der Temperaturunterschied ausgeglichen wird. Deshalb ist Wärmeleitung eine physikalische Thermoregulation, die im Gewebe, in festen Stoffen, Flüssigkeiten und Gasen auftritt und durch kollektive Schwingungen der Gitterbausteine vermittelt wird. Sie transportieren in ihren Schwingungen die Energie der Verdauungswärme, die nach der TCM die Lebensenergie Qi ist.

Wird z.B. die an den Zähnen ankommende Energie der Verdauungswärme durch die erhöhte Energie der Entzündungswärme einer Zahnfleischtasche an einem hinteren Zahn der linken Seite erhöht, führt die erhöhte Energie der Verdauungswärme (nach der TCM schädliches Qi) zu größeren kollektiven Schwingungen der Gitterbausteine. Sie führen bei ihrer Bewegung unterhalb der Haut diese Wärmeenergie mit sich und leiten sie dem Temperaturgefälle folgend in die Wärmeleitbahn (nach der TCM eine Leitbahn) der Aorta mit der tieferen Temperatur und weiter in die Wärmeleitbahn der linken Beinarterie zu Stellen tieferer Temperatur. Dabei kann die erhöhte Energie der Verdauungswärme in die Wärmeleitbahn einer linken Organarterie eingeleitet werden, wenn diese Wärmeleitbahn ein Temperaturgefälle aufweist. An Stellen tieferer Temperatur und geringer Dichte schädigt und entzündet diese erhöhte Energie der Verdauungswärme das Gewebe, und zwar dann, wenn die Wärmeleitfähigkeit für die erhöhte Energie zu gering ist. Ist diese Energie nur gering, ist das Gewebe von Schädigung bedroht. Die aktuelle und potenzielle Gewebeschädigung ist nach der International Association for the Study of Pain (IASP) mit Schmerz verknüpft. Von Entzündungen betroffen sind z.B. die Innenhaut von Gelenken, Sehnenscheiden oder Schleimbeutel, aber auch die obere Halswirbelsäule, die Augen, die Herzklappen, das Lungenfell, das Lungengewebe, das Bindegewebe der Leber, der Nieren und Gefäßwände.

Das Meridiansystem der TCM stimmt mit der Physik der Wärmeleitung von thermischer Energie überein. Fließt z.B. zu wenig Lebensenergie Qi (Energie der Verdauungswärme), kann schädliches Qi (erhöhte Energie der Verdauungswärme) in den Kanal (in die Wärmeleitbahn der Arterie, die ein Kanal ist) eindringen und das zugehörige Organ (oder das in der Wärmeleitbahn liegende Gewebe tieferer Temperatur und geringer Dichte) schädigen. Die erhöhte Temperatur der Entzündungen verändert das bakterielle Gleichgewicht in den Entzündungen zugunsten schädlicher Bakterien, wie z.B. Krankenhauskeime, die mit ihren Toxinen die Entzündungen verstärken. Eine physikalisch ausgelöste Entzündung wird durch Wärmeleitung chronisch, wenn die verursachende Entzündung chronisch ist, die Wärmeleitbahn stabil ist und der Temperaturunterschied zwischen verursachender und ausgelöster Entzündung durch Wärmeleitung nicht ausgeglichen wird. Dann können chronische Entzündungen entstehen, wie z.B. Tumoren aber auch entzündungsbedingte Krankheiten, wie z.B. rheumatoide Arthritis, Krebs und Morbus Parkinson.

Schlussfolgerung

Nach den Gesetzen der Physik ist Wärmeleitung eine physikalische Thermoregulation, weshalb es eine organisch gesteuerte Thermoregulation nicht geben kann. Physikalisch ausgelöste Entzündungen mit Antibiotika zu behandeln, bekämpft nicht die Schadstoffe in der Nahrung und in den Zahnfleischtaschen, sondern nur nützliche und schädliche Bakterien, weshalb sie resistent werden und der Behandlungserfolg ausbleibt. Statt dessen müssen Schadstoffe in der Nahrung minimiert und in den Zahnfleischtaschen beseitigt werden. Diese kausalen Behandlungen ermöglichen die Heilung von Entzündungen und entzündungsbedingten Krankheiten und verhindern Antibiotika-Resistenzen.

Schlüsselwörter

Entzündung; Schadstoffe; Schädigung; Zahnfleischtasche; Arthritis; Antibiotika-Resistenz; Schmerz; kausale Behandlung; Heilung; Chronifizierung; Tumor; Krebs; Morbus Parkinson; Thermoregulation

Abstract

Background and aim

According to the theory of orthodox medicine, the development of inflammations is primarily attributed to bacteria and viruses. Accordingly, it would be logical to treat bacterial inflammations with antibiotics. Antibiotics are known to be ineffective against viral inflammations. However, the treatment of bacterial inflammations with antibiotics shows that in many cases the treatment is not successful because the bacteria become resistant to antibiotics or already are. The incorrect use of antibiotics is often cited as the reason. According to the United Nations, the growing resistance to antibiotics worldwide is one of the greatest threats to human, animal, plant and environmental health.

The aim of the work is to demonstrate, using the example of rheumatoid arthritis, that inflammations are primarily caused physically by pollutants in food and in the pockets of the teeth and that harmful bacteria only form secondarily in the physically triggered inflammations and intensify the inflammations with their pollutants. Causal treatments that heal inflammation and prevent antibiotic resistance can be derived from the results.

Material and method

Ignition is a temperature increase and thus a thermal energy increase, which is a physical process. In order to achieve realistic results, a physical process must be elucidated with the help of the laws of physics. The description of the development of inflammation is in accordance with the laws of physics, which means that the results are scientifically proven. The development of inflammation also has parallels with the meridian system of Traditional Chinese Medicine (TCM).

Results

The thermal energy increase of inflammation is physically caused by the sensed increased chemical energy of contaminants in the food and by the increased mechanical energy of contaminants in the gum pockets due to pressure and friction. This increased energy transforms itself during digestion in the gastrointestinal tract and through pressure and friction in the gum pockets into increased thermal energy, which is recognisable to our senses as increased temperature. The temperature differences between the gastrointestinal tract and the environment cause heat conduction to occur from places of higher to those of lower temperature, and this continues until the temperature difference is equalised. Therefore, heat conduction is a physical thermoregulation that occurs in tissues, solids, liquids and gases and is mediated by collective oscillations of the lattice constituents. In their oscillations, they transport the energy of digestive heat, which according to TCM is the life energy Qi.

If, for example, the energy of the digestive heat arriving at the teeth is increased by the increased energy of the inflammatory heat of a gingival pocket on a rear tooth on the left side, the increased energy of the digestive heat (according to TCM harmful qi) leads to greater collective oscillations of the lattice building blocks. As they move underneath the skin, they carry this heat energy with them and, following the temperature gradient, conduct it into the heat conduction path (a conduction path according to TCM) of the aorta with the lower temperature and further into the heat conduction path of the left leg artery to points of lower temperature. The increased energy of the digestive heat can be introduced into the heat conduction path of a left organ artery if this heat conduction path has a temperature gradient. At sites of lower temperature and low density, this increased energy of the digestive heat damages and ignites the tissue, namely when the thermal conductivity is too low for the increased energy. If this energy is only low, the tissue is at risk of damage. Actual and potential tissue damage is linked to pain according to the International Association for the Study of Pain (IASP). Tissues affected by inflammation are, for example, the inner skin of joints, tendon sheaths or bursae, but also the upper cervical spine, the eyes, the heart valves, the lung pleura, the lung tissue, the connective tissue of the liver, the kidneys and vessel walls.

The meridian system of TCM agrees with the physics of heat conduction of thermal energy. For example, if too little vital energy Qi (energy of digestive heat) flows, harmful Qi (increased energy of digestive heat) can enter the channel (the heat conduction pathway of the artery, which is a channel) and damage the associated organ (or the lower temperature and lower density tissue lying in the heat conduction pathway). The increased temperature of inflammation changes the bacterial balance in the inflammation in favour of harmful bacteria, such as hospital germs, which increase inflammation with their toxins. A physically triggered inflammation becomes chronic due to heat conduction if the causing inflammation is chronic, the heat conduction pathway is stable and the temperature difference between the causing and triggered inflammation is not balanced by heat conduction. Chronic inflammations can then develop, such as tumours but also inflammation-related diseases, such as rheumatoid arthritis, cancer and Parkinson's disease.

Conclusion

According to the laws of physics, heat conduction is physical thermoregulation, which is why organically controlled thermoregulation cannot exist. Treating physically triggered inflammations with antibiotics does not fight the harmful substances in the food and in the gum pockets, but only useful and harmful bacteria, which is why they become resistant and the treatment is unsuccessful. Instead, contaminants in the food must be minimised and eliminated in the gum pockets. These causal treatments enable the healing of inflammation and inflammation-related diseases and prevent antibiotic resistance.

Keywords

Inflammation; pollutants; damage; gingival pocket; arthritis; antibiotic resistance;; pain; causal treatment; cure; chronification; tumour; cancer; Parkinson's disease; thermoregulation

1. Einleitung und Ziel

Die Entstehung von Entzündungen wird nach der Theorie der Schulmedizin vor allem auf Bakterien und Viren zurückgeführt. Demnach wäre es folgerichtig, bakteriell bedingte Entzündungen mit Antibiotika zu behandeln. Bei viralen Entzündungen sind Antibiotika bekanntlich wirkungslos. Die Behandlung von bakteriell bedingten Entzündungen mit Antibiotika aber zeigt, dass in vielen Fällen der Behandlungserfolg ausbleibt, weil die Bakterien gegen Antibiotika resistent werden oder bereits sind. Als Grund wird oft der falsche Einsatz von Antibiotika bei Menschen, Tieren und in der Landwirtschaft genannt. Nach Einschätzung der Vereinten Nationen ist die weltweit wachsende Antibiotika-Resistenz eine der größten Bedrohungen für die Gesundheit von Menschen, Tieren, Pflanzen und der Umwelt.

Das Ziel der Arbeit ist es, am Beispiel der rheumatoiden Arthritis nachzuweisen, dass Entzündungen primär physikalisch durch Schadstoffe in der Nahrung und in den Zahnfleischtaschen entstehen und dass sich schädliche Bakterien erst sekundär in den physikalisch ausgelösten Entzündungen bilden und mit ihren Schadstoffen die Entzündungen verstärken. Aus den Ergebnissen sind kausale Behandlungen abzuleiten, die Entzündungen heilen und Antibiotika-Resistenzen verhindern.

Schwerpunkte der Arbeit sind, wie Schadstoffe die Temperatur und damit die Wärmeenergie erhöhen, wie das Gewebe Wärmeenergie leitet, warum eine Entzündung ausgelöst wird, warum sie chronifiziert und welche kausalen Behandlungen eine Heilung bewirken und Antibiotika-Resistenzen verhindern.

2. Material und Methode

2.1. Physik der Entzündung

Eine Entzündung ist eine Temperaturerhöhung, die eine thermische Energieerhöhung ist. Diese thermische Energie wird für unsere Sinne erkennbar als Temperatur des Körpers, die umso höher ist, je größer der Betrag der mittleren Bewegungsenergie der Atome und Moleküle ist (Uhlmann 1962, S. 918). Nach der Theorie der Schulmedizin wird die thermische Energieerhöhung einer Entzündung aus Adenosintriphosphat (ATP) erzeugt, weil nach dieser Theorie ATP die Energiequelle für die grundlegenden energieverbrauchenden Prozesse im Körper ist. Diese Theorie steht jedoch im Widerspruch zu den Gesetzen der Physik, weshalb die physikalische Entstehung von Entzündungen aus ATP unrealistisch ist. Das hat drei Gründe.

Erstens ist es wissenschaftlich gesehen nicht möglich, Energie zu *erzeugen*. Mit dem umgangssprachlichen Begriff *erzeugen* ist wissenschaftlich gesehen die Umwandlung von Energieformen gemeint.

Wenn ATP die Energiequelle für die grundlegenden energieverbrauchenden Prozesse im Körper ist, dann kann sie zweitens nur eine nichterhöhte Energie sein, denn nur dann können alle grundlegenden energieverbrauchenden Prozesse im Körper normal ablaufen. Der erste Hauptsatz der Thermodynamik besagt, dass die Energie eines abgeschlossenen Systems konstant ist. Demnach kann die Energie im abgeschlossenen System des Körpers durch Umwandlung von ATP nur konstant gehalten werden. Bekanntlich kann bei der Umwandlung von Energieformen weder Energie gewonnen werden noch verloren gehen, denn Energie ist nach dem ersten Hauptsatz der Thermodynamik eine Erhaltungsgröße. Die Energiequelle für die grundlegenden energieverbrauchenden Prozesse im Körper kann nur die Nahrung sein, die im Magen-Darm-Trakt verdaut wird. Die dabei freigesetzte Verdauungswärme, die Wärmeenergie ist, ist die primäre Energiequelle für alle energieverbrauchenden Prozesse im Körper. Ohne Nahrung kann es keine Energiezufuhr in den Körper geben. Demnach kann die in ATP gespeicherte chemische Energie nur aus der thermischen Energie der Verdauungswärme umgewandelt worden sein. Diese Energieumwandlung ist allerdings eine Energiegradation, also die Umwandlung einer minderwertigen in eine höherwertige Energieform, die nicht von selbst stattfindet, sondern erzwungen werden muss.

Und drittens ist wissenschaftlich gesehen die thermische Energieerhöhung einer Entzündung nur durch Zufuhr von erhöhter thermischer Energie möglich. Erhöhte thermische Energie wandelt sich aus erhöhter chemischer Energie um, die z.B. in Toxinen und Giften gespeichert ist. Sie kommen z.B. in kleinen Mengen in Schadstoffen der Nahrung, in Pilzen und in Zerfallsprodukten von Bakterien vor. Erhöhte chemische Energie wandelt sich nach den Aussagen des zweiten Hauptsatzes der Thermodynamik von selbst in erhöhte thermische Energie um (Energiedegradation), weil sie die minderwertigere Energie ist, wobei die Energie nach dem Energieerhaltungssatz konstant bleibt. Erhöhte thermische Energie wandelt sich auch aus erhöhter mechanischer Energie um, z.B. durch Druck und auch durch Reibung, die zwischen Zahnbelägen und Zahnfleisch z.B. beim Kauen der Nahrung auftritt.

Zum besseren Verständnis ein Beispiel zur thermischen Energieerhöhung, die für unsere Sinne als Temperaturerhöhung erkennbar ist. In einer Badewanne befindet sich Wasser mit einer Temperatur von 37 °C. Wird Wasser mit einer Temperatur von 37°C zugeführt, erhöht sich die Badewassertemperatur nicht und demnach auch nicht die Energie. Wird aber Wasser mit einer Temperatur von 45°C zugeführt, erhöht sich die Badewassertemperatur und damit die Energie. Die Temperaturerhöhung ist eine thermische Energieerhöhung, weshalb thermische Energie nur durch Zufuhr von erhöhter thermischer Energie erhöht werden kann.

2.2. Physikalischer Ansatz

Die Temperatur einer Entzündung ist eine physikalische Größe. Ihre Wärme ist Wärmeenergie, die einen physikalischen und damit naturwissenschaftlichen Ansatz bietet, den man nutzen muss. Demnach wird die ursächliche Entstehung von Entzündungen in Übereinstimmung mit den Gesetzen der Physik und unter den biologischen Bedingungen im lebenden Körper beschrieben, und zwar so, wie das in Wissenschaft und Technik üblich ist. Das ist auch im lebenden Körper möglich, denn die Physik gilt überall. Physikalische Prozesse sind immer nur von physikalischen Parametern abhängig. Sie können nicht durch Informationen von einer übergeordneten Struktur, z.B. dem Gehirn, gesteuert werden. Die energetischen Aspekte sind nach Carlo Rubbia (Nobelpreis 1984) der Materie übergeordnet und bestimmen deren Struktur. Folglich sind die energetischen Aspekte gegenüber Lebewesen, wie z.B. Bakterien, primär. Was nach den Gesetzen der Physik richtig ist, ist auch praktisch richtig und bedarf keiner Studien oder Tierversuche. Die Übereinstimmung der Beschreibung mit den Gesetzen der Physik garantiert realistische Ergebnisse, während experimentelle Studien in ihrer Aussagekraft eingeschränkt sind.

3. Ergebnisse

3.1. Freisetzung von Verdauungswärme

Im Verdauungstrakt werden bei der Verdauung von schadstofffreier Nahrung Nährstoffe mit Hilfe von Verdauungsenzymen aufgeschlossen, wobei sich ein Teil der chemischen Energie von selbst in thermische Energie umwandelt und als Körperkerntemperatur freigesetzt wird, die nach der TCM die Lebensenergie Qi ist. Bei der Verdauung von Schadstoffen in der Nahrung wandelt sich die darin gespeicherte erhöhte chemische Energie von selbst in erhöhte thermische Energie um, die nach der TCM schädliches Qi ist und als erhöhte Temperatur freigesetzt wird. Nach der Theorie der Schulmedizin sind Herz, Leber, Nieren und Gehirn Orte der "Wärmebildung". Das ist unrealistisch, denn die Körpertemperatur diese Orte wird durch den Transport von Verdauungswärme durch Wärmekonvektion in den Blutgefäßen und Wärmeleitung im Gewebe aufrechterhalten.

3.2. Transport von Verdauungswärme durch Wärmeleitung

Wärmeleitung tritt immer *dort* auf, wo Temperaturunterschiede existieren (Lenk 1989, S. 1080), also zwischen der freigesetzten Verdauungswärme (Lebensenergie Qi) im Magen-Darm-Trakt mit der höheren Temperatur und der Umgebung mit der tieferen Temperatur. Wärmeleitung tritt *so lange* auf, bis der Temperaturunterschied ausgeglichen *wird* (Lenk 1989, S. 1080). Da Verdauungswärme immer freigesetzt wird, tritt immer Wärmeleitung auf. Sie ist ein Transport von Wärmeenergie von Stellen höherer zu solchen tieferer Temperatur (Uhlmann 1964, S. 606). Durch Wärmeleitung wird die Wärme, als Bewegung von Atomen bzw. Molekülen aufgefasst, von Atom zu Atom bzw. von Molekül zu Molekül in festen Körpern (wie Gewebe) oder unbewegten Flüssigkeiten (wie Blut und Wasser) und Gasen (wie Luft) übertragen (Uhlmann 1964, S. 606). Bei bewegten Medien (wie z.B. Blut) tritt neben der Wärmeleitung die Wärmekonvektion (Strömung) auf (Lenk 1989, S. 1080).

Wärmeleitung, die nach Lenk (1989, S. 1080) "immer dort auftritt, wo Temperaturunterschiede existieren, und zwar so lange, bis der Temperaturunterschied ausgeglichen wird", ist eine physikalische Thermoregulation, die im Gewebe, in festen Stoffen, Flüssigkeiten und Gasen auftritt. Deshalb kann sich im Laufe der Evolution keine organisch gesteuerte Thermoregulation durch wechselnde Durchblutung der peripheren Blutgefäße entwickelt haben, weshalb man davon ausgehen muss, dass es keine organisch gesteuerte Thermoregulation gibt. Zudem wird in der Theorie der organisch gesteuerten Thermorgulation die Übertragung der Wärme vom Blut in das Gewebe, im Gewebe selbst und vom Gewebe in die Umgebung sowie in umgedrehter Richtung nicht beschrieben. Dabei besteht gerade das Hauptziel der Thermoregulation darin, die Gewebetemperatur zu regulieren. Dazu kommt, dass der physikalische Prozess einer Thermoregulation nicht durch Informationen einer übergeordneten Struktur, wie dem Gehirn und dem Rückenmark, gesteuert werden kann, weil physikalische Prozesse immer nur von physikalischen Parametern abhängig sind, wie bereits unter Punkt 2.2. Physikalischer Ansatz beschrieben. Demnach erfolgt die Thermoregulation physikalisch durch Wärmeleitung der Verdauungswärme vom Magen-Darm-Trakt mit der höheren Temperatur zur Umgebung mit der tieferen Temperatur, und zwar so lange, bis der Temperaturunterschied mit der Umgebung ausgeglichen wird.

3.3. Wärmeleitfähigkeit von Gewebe

Die Wärmeleitfähigkeit fester Körper wird durch zwei verschiedene Mechanismen verursacht (Stroppe 1990, S. 164). Zum einen führt die thermische Energie zu kollektiven Schwingungen der Gitterbausteine (Gitterschwingungen), die als Phononen bezeichnet werden und die bei ihrer Bewegung durch einen Kristall (idealer Körper) Wärmeenergie mit sich führen. (Stroppe 1990, S. 164). Zum anderen sind die im Festkörper vorhandenen beweglichen Ladungsträger (meist Elektronen) zugleich Träger thermischer Energie (Stroppe 1990, S. 164). Die Dominanz der elektronischen Komponente führt bei Metallen zu großen lambda-Werten (der Phononen-Wärmeleitfähigkeit lambda), während in Halbleitern und Isolatoren wegen der geringen Ladungsträgerkonzentration die Wärmeleitung im Wesentlichen durch Phononen (Gitterschwingungen) vermittelt wird (Stroppe 1990, S. 164). Noch geringer sind die Wärmeleitfähigkeiten von zusammengesetzten Stoffen (wie Gewebe), von Flüssigkeiten (wie Blut und Wasser) und von Gasen (wie Luft) (Stroppe 1990, S. 164). Die Wärmeleitfähigkeit ist an Stellen höherer Temperatur größer als an Stellen tieferer Temperatur, denn nach Uhlmann (1962, S. 918) ist die Wärmeleitfähigkeit umso höher, "je größer der Betrag der mittleren Bewegungsenergie der Atome und Moleküle ist". Die Wärmeleitfähigkeit ist besonders gering, wenn die Dichte der energieübertragenden Moleküle niedrig ist (Hering und Martin, et al. 1997, S. 204), wie z.B. an der Innenhaut von Gelenken, dem Bindegewebe und den Schleimbeuteln. Nach Stroppe (1990, S. 164) ist die Dichte von Gewebe, Blut und Wasser 25 mal höher als die von Luft, weshalb Luft innerhalb und außerhalb des Körpers isolierend wirkt, während hohe Luftfeuchtigkeit und Nässe die Wärmeleitfähigkeit der Luft erhöht.

3.4. Wärmeleitung mittels Schwingungen der Gitterbausteine

Im Kristallgitter eines Festkörpers befinden sich regelmäßig angeordnete Gitterbausteine, die elastisch miteinander gekoppelt sind (Hering und Martin, et al. 1999, S. 678-679). Die Gitterbausteine im Gewebe sind Moleküle und elastische Kopplungen (Abbildung 1).

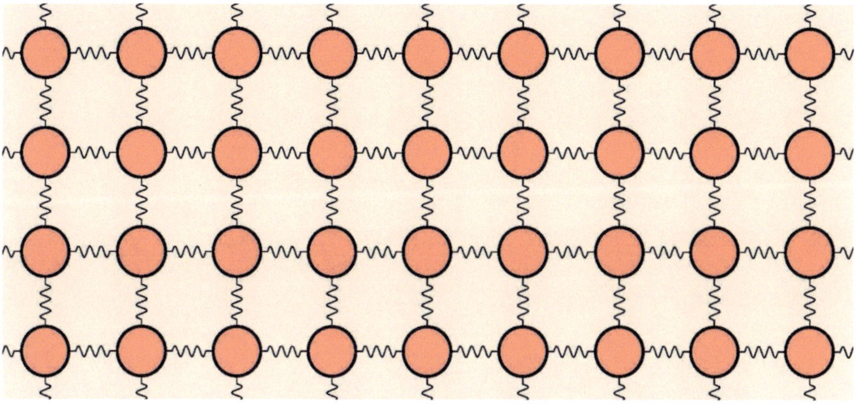

Abbildung 1: Gewebe, ebenes Gittermodell mit elastisch gekoppelten Gitterbausteinen

Diese führen thermische Schwingungen um ihre Ruhelagen aus (Hering und Martin, et al. 1999, S. 678-679). Ihre thermische Energie und damit ihrer Temperatur ist nach Uhlmann (1962, S. 918) umso höher, je größer der Betrag der mittleren Bewegungsenergie der Atome und Moleküle ist. Nach Stroppe (1990, S. 164) führt die Energie der freigesetzten Verdauungswärme, die Körperkerntemperatur besitzt, (nach der TCM die Lebensenergie Qi) im Gewebe, in festen Stoffen, Blut, Wasser und Luft "zu kollektiven Schwingungen der Gitterbausteine, die bei ihrer Bewegung durch den Kristall (idealer Körper) die Wärmeenergie mit sich führen" und nach Uhlmann (1964, S. 606). "zu Stellen tieferer Temperatur leiten". Dabei verlassen die Gitterbausteine nicht ihre Gitterplätze, wobei ihre thermischen Einzelschwingungen in kollektive Schwingungen übergehen. Durch Wärmeleitung, die eine Energieleitung ist, wird die Energie "von Molekül zu Molekül in festen Körpern oder unbewegten Flüssigkeiten und Gasen übertragen" (Uhlmann 1964, S. 606). Die Energieleitung erfolgt nach Hering und Martin, et al. (1999, S. 678-679) durch "Stoß auf einen Gitterbaustein". Dann wird sich die damit verknüpfte Auslenkung über die elastische Kopplung auf die Nachbarn übertragen und als Welle (nach Stroppe (1990, S. 164) als kollektive Schwingungen der Gitterbausteine) durch das Kristallgitter laufen (Hering und Martin, et al. 1999, S. 678-679). In Analogie dazu kann man davon ausgehen, dass die Energieleitung der normalen Körperwärme durch nichtschädigende Stöße von Molekül zu Molekül erfolgt. Dann wird sich die damit verknüpfte normale Auslenkung über die elastische Kopplung auf die Nachbarn übertragen und als Welle, die eine kollektive Schwingung der Gitterbausteine ist, durch das Gitter von Gewebe, festen Stoffen, Blut, Wasser und Luft laufen. Die Abbildung 2 zeigt im Detail, wie man sich die Energieleitung durch kollektive Schwingung der Gitterbausteine vorstellen kann. Die Energieleitung entspricht sinngemäß dem Newtonpendel.

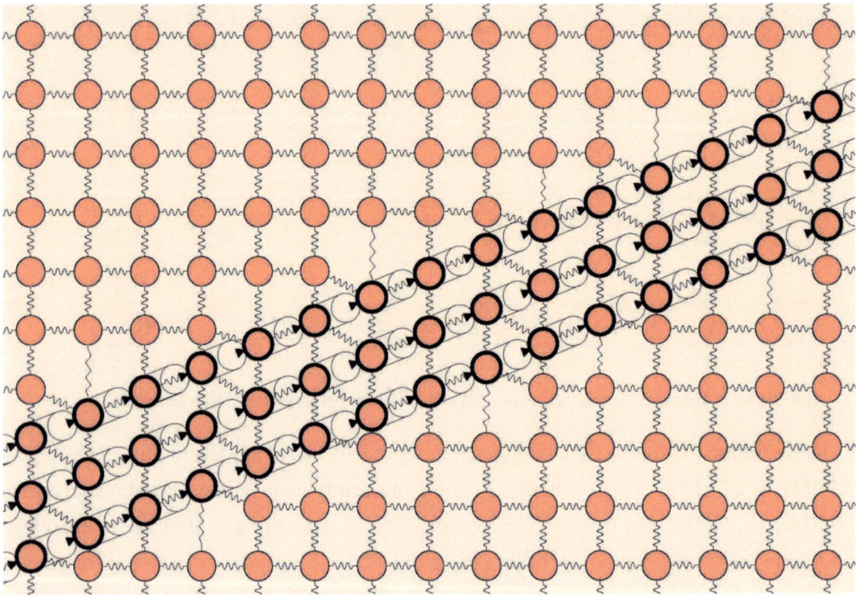

Abbildung 2: Energieleitung im Detail von Stellen höherer Temperatur (links) zu Stellen tieferer Temperatur (rechts) durch Stöße von Molekül zu Molekül in der kollektiven Schwingung der Gitterbausteine (schwarz)

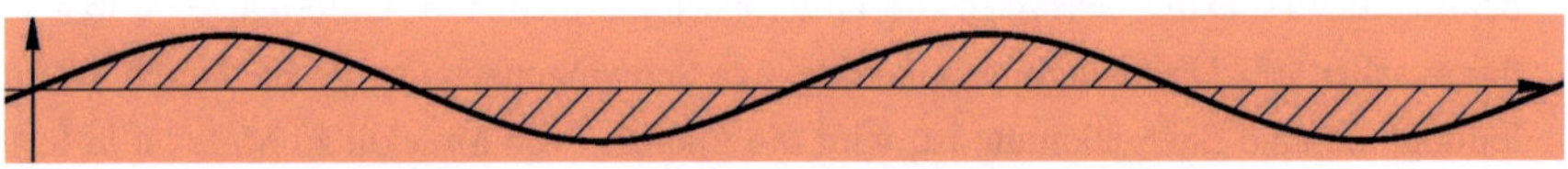

Abbildung 3: Energieleitung in den kollektiven Schwingungen der Gitterbausteine

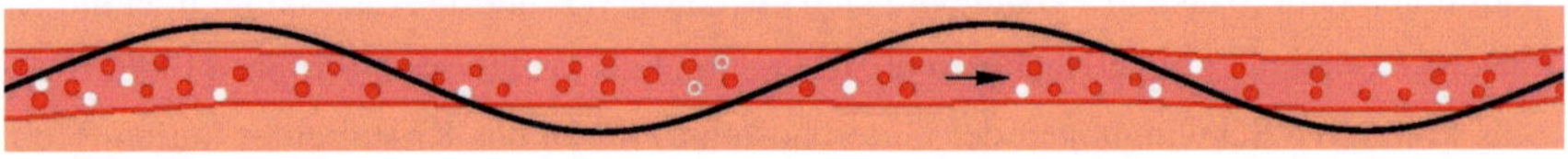

Abbildung 4: Energieleitung durch kollektive Schwingungen der Gitterbausteine in der Wärmeleitbahn einer Arterie

Die Energie wird in Analogie zum elektrischen Wechselstrom in den Flächen zwischen kollektiver Schwingungslinie der Gitterbausteine und Nulllinie mitgeführt, die schraffiert sind (Abbildung 3). Je größer der Betrag und die Menge der mitgeführten Energie ist, desto größer sind die Amplituden und Wellenlängen der kollektiven Schwingungen der Gitterbausteine. Dabei folgen sie dem aktuellen Weg der höchsten Wärmeleitfähigkeit zu Stellen tieferer Temperatur, der zugleich der Weg des geringsten Wärmeleitwiderstandes ist. Demnach sind ständigen Wege der höchsten Wärmeleitfähigkeit die Arterien mit dem Blut und das vom Blut erwärmte nahe Gewebe (Abbildung 4). Aktuelle und ständige Wege sind Wärmeleitbahnen bzw. Energieleitbahnen mit einem Temperaturgefälle, in denen "Wärmeleitung zu Stellen tieferer Temperatur auftritt" (Uhlmann 1964, S. 606), die nach Stroppe (1990, S. 164) "durch kollektive Schwingungen der Gitterbausteine vermittelt wird". Gleiches trifft auf die Hohlvene zu, weil die freigesetzte Verdauungswärme das Blut der Hohlvene mit der tieferen Temperatur entlang des Magen-Darm-Traktes auf Körperkerntemperatur erwärmt.

Zum besseren Verständnis ein Beispiel zur Wärmeleitung mittels kollektiver Schwingungen der Gitterbausteine: In einem Kochtopf wird Wasser auf einem Herd erwärmt. Bei höheren Temperaturen kann die Wärmeleitung im Wasser an nach ober aufsteigenden Schwingungen beobachtet werden, die zur Luft mit der tieferer Temperatur geleitet werden. Da Wasser ein schlechter Wärmeleiter ist, wird die Wärmeleitung durch kollektive Schwingungen der Wasser-Gitterbausteine vermittelt.

3.5. Wärmeleitung nach dem Meridiansystem

Der Begriff *Meridian* wurde im 17. Jh. erstmals von westlichen Besuchern in China verwendet, die chinesische Akkupunkturlinien mit Orientierungslinien auf Landkarten, den Meridianen, in Verbindung brachten. Deshalb ist der Begriff *Meridian* nicht sinngemäß. Die chinesische Übersetzung ist *jīngmài* oder *jīngluò*. *Jīng* bedeutet leiten, führen oder durchqueren, passieren, *mài* steht für pulsieren, *luò* ist ein netzförmiges Gebilde. Sinngemäß ist leitendes Pulsieren oder pulsierende Leitung oder leitendes Netz oder Netzleitung. Demnach ist ein Meridian eine Leitung bzw. Bahn, in der Wärme bzw. Energie zu Stellen tieferer Temperatur geleitet wird, also eine Wärmeleitung bzw. Energieleitung, die durch kollektive Schwingungen der Gitterbausteine vermittelt wird.

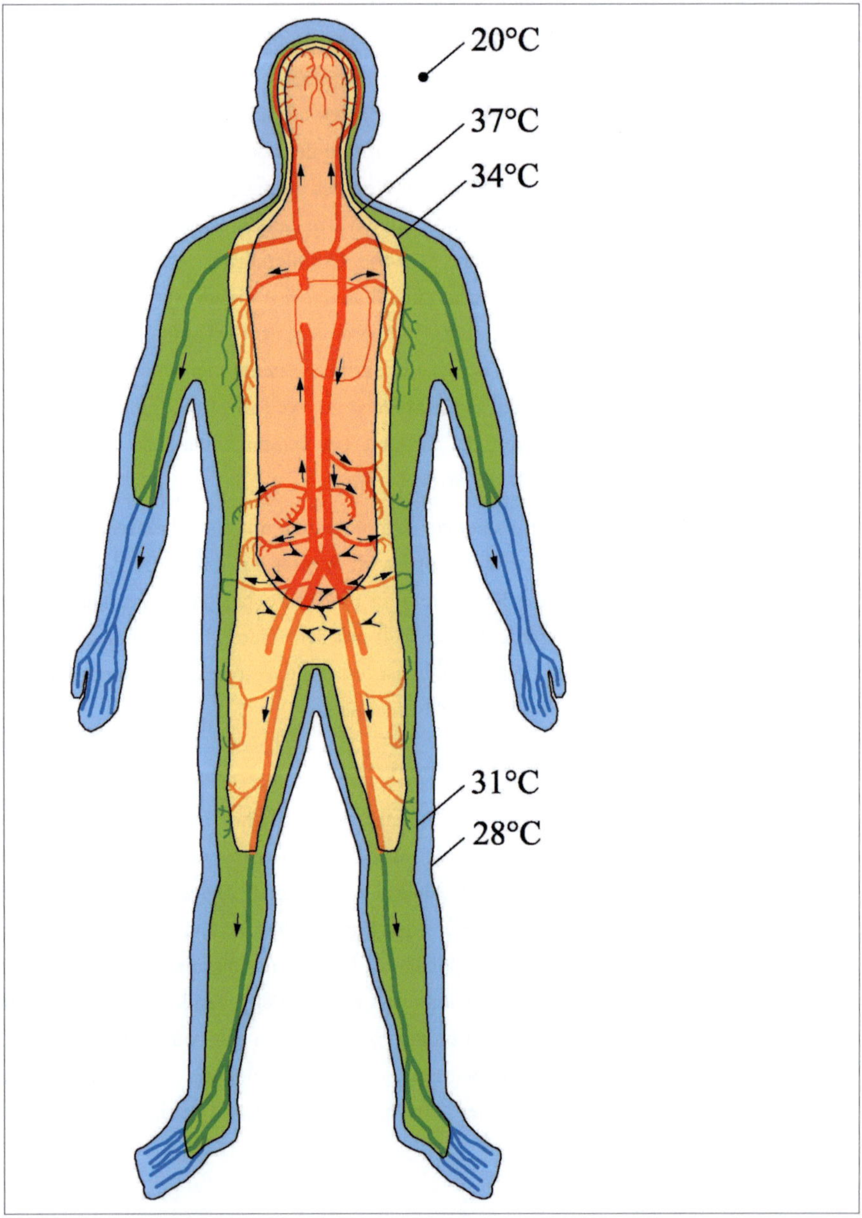

Abbildung 5: Transport der Energie der freigesetzten Verdauungswärme durch kollektive Schwingungen der Gitterbausteine in den Wärmeleitbahnen der Hohlvene und der Arterien zu Stellen tieferer Temperatur, Isothermen nach Aschoff, 1971

3.6. Physikalische Thermoregulation mittels Schwingungen der Gitterbausteine

Im Verdauungstrakt wird bei der Verdauung von schadstofffreier Nahrung ein Teil der darin gespeicherten chemischen Energie von selbst in thermische Energie umgewandelt und als Verdauungswärme mit Körperkerntemperatur (nach der TCM die Lebensenergie Qi) freigesetzt. Nach Stroppe (1990, S. 164) führt die freigesetzte Energie der Verdauungswärme zu "kollektiven Schwingungen der Gitterbausteine", die bei ihrer Bewegung durch das Gewebe diese Wärmeenergie mit sich führen und entlang des Magen-Darm-Traktes nach Uhlmann (1964, S. 606) "zu Stellen tieferer Temperatur" leiten. Sie leiten diese Wärmeenergie in das Blut der Hohlvene und der Aorta mit der tieferen Temperatur, die das auf Körperkerntemperatur erwärmte Blut durch Wärmekonvektion (Strömung) in Richtung des tieferen Drucks mit sich führen. Gleichzeitig leiten die kollektiven Schwingungen der Gitterbausteine diese Wärmeenergie in den Wärmeleitbahnen der Hohlvene und der Arterien "zu Stellen tieferer Temperatur" (Uhlmann 1964, S. 606) (Abbildung 5). Dabei erwärmen sie das Gewebe mit tieferer Temperatur und im Gegenstromprinzip das Blut der Venen mit der tieferen Temperatur. Zudem gleicht nach Lenk (1989, S. 1080) die Wärmeleitung Temperaturunterschiede aus, weshalb die Energie der Verdauungswärme die Temperatur von aufgenommenen Speisen und Getränken durch Wärmeleitung auf Körpertemperatur ausgleicht. Die Thermoregulation durch Wärmeleitung, die durch "kollektive Schwingungen der Gitterbausteine" (Stroppe 1990, S. 164) vermittelt wird, bewirkt, dass im Körperkern aufgrund der großen Anzahl von Arterien die Körperkerntemperatur nach Lenk (1989, S. 1080) aufrechterhalten wird und dass sich nach Lenk (1989, S. 1080) ein Temperaturgefälle vom Körperkern über die Körperschale bis zur Umgebung mit der tieferen Temperatur bildet, und zwar so lange, bis der Temperaturunterschied ausgeglichen wird, also praktisch immer.

Die physikalische Thermoregulation von Verdauungswärme mit nichterhöhter Energie beansprucht das Gewebe gesundheitsverträglich. Die physikalische Thermoregulation von Verdauungswärme, die durch die erhöhte Energie von Schadstoffen erhöht wurde, beansprucht dagegen das Gewebe auf Schädigung.

3.7. Entzündungswärme in den Zahnfleischtaschen

Bei Schadstoffen in den Zahnfleischtaschen, wie Zahnbelägen und Zahnstein, wandelt sich die erhöhte mechanische Energie durch Druck und Reibung z.B. beim Kauen der Nahrung von selbst in erhöhte thermische Energie um, die nach der TCM schädliches Qi ist. Bei Toxinen von Bakterien in den Zahnfleischtaschen wandelt sich die darin gespeicherte erhöhte chemische Energie von selbst in erhöhte thermische Energie um, die ebenfalls schädliches Qi ist. Die erhöhte thermische Energie überwärmt die Zahnfleischtaschen an den betroffenen Stellen. In die überwärmten Zahnfleischtaschen leiten nach Stroppe (1990, S. 164) "kollektive Schwingungen der Gitterbausteine" so lange Energie der Verdauungswärme aus dem Magen-Darm-Trakt mit der höheren Temperatur, bis nach Lenk (1989, S. 1080) der Temperaturunterschied ausgeglichen wird. Gleichzeitig wird die Wärmeenergie der überwärmten Zahnfleischtaschen so lange in kollektiven Schwingungen der Gitterbausteine zu Stellen tieferer Temperatur geleitet, bis der Temperaturunterschied mit der Umgebung ausgeglichen wird.

3.8. Schutz vor Entzündungswärme durch erhöhte Wärmeleitfähigkeit

Wird die Energie der Verdauungswärme (Lebensenergie Qi) durch die erhöhte Energie der Entzündungswärme in den Zahnfleischtaschen (schädliches Qi) *langsam* erhöht, erhöht diese Energie der Verdauungswärme die Wärmeleitfähigkeit in den Wärmeleitbahnen bei ihrem Transport zu Stellen tieferer Temperatur, vom Startgebiet beginnend bis zur Körperschale, *langsam* mit, weil Gewebe ein schlechter Wärmeleiter ist. Dabei werden die thermischen Schwingungen der Gitterbausteine um ihre Ruhelagen in den Wärmeleitbahnen langsam größer, weshalb sie die langsam größer werdende Energie der Verdauungswärme in langsam größer werdenden kollektiven Schwingungen der Gitterbausteine schädigungs- und entzündungsfrei durch das Gewebe leiten. Diese erhöhte Energie wird dann schneller und vollständig "an Stellen tieferer Temperatur" (Uhlmann 1964, S. 606) aus dem Körper geleitet, und zwar nach Lenk (1989, S. 1080) so lange," bis der Temperaturunterschied (mit der Umgebung) ausgeglichen *wird*". Dabei wird die erhöhte Temperatur in der Wärmeleitbahn, die aufgrund der größeren thermischen Schwingungen der Gitterbausteine um ihre Ruhelagen entsteht, ständig wieder auf Körpertemperatur ausgeglichen. So entsteht eine unauffällige, gleichmäßig erhöhte Wärmeleitfähigkeit in den Wärmeleitbahnen bis zur Körperschale, die vor Entzündungswärme (schädliches Qi) schützt und den Gesundheitszustand aufrechterhält. Die erhöhte Wärmeenergie beansprucht das Gewebe allerdings stärken, weshalb es empfindlicher auf erhöhte Wärmeenergie reagiert, wie es bei älteren Menschen der Fall ist.

3.9. Schutz vor Entzündungswärme nach dem Meridiansystem

Nach den Vorstellungen der TCM ist Gesundheit u.a. verbunden mit einem freien und ausreichenden Fluss der Lebensenergie Qi (Energie der Verdauungswärme) in den Meridianen (Wärmeleitbahnen). Sie wirken krankheitsauslösenden Faktoren (wie Schadstoffe in der Nahrung und in den Zahnfleischtaschen) entgegen, die den Körper von außen bedrängen. Diese Vorstellungen der TCM stimmen mit den Gesetzen der Physik überein, denn Wärmeleitbahnen, die eine gleichmäßig erhöhte Wärmeleitfähigkeit bis zur Körperschale besitzen, leiten die erhöhte Energie der Verdauungswärme (schädliches Qi) störungsfrei "an Stellen tieferer Temperatur" (Uhlmann 1964, S. 606) aus dem Körper, wodurch der Gesundheitszustand aufrechterhalten wird.

3.10. Systemische Entzündungen

Die gleichmäßig erhöhte Wärmeleitfähigkeit in den Wärmeleitbahnen bis zur Körperschale bewirkt, dass die Überwärmung der Zahnfleischtaschen wieder auf Körpertemperatur ausgeglichen wird. Deshalb sind diese Entzündungen nicht mehr gerötet oder geschwollen. Sie sind systemische oder stille Entzündungen, weil die erhöhte Wärmeenergie durch größere kollektive Schwingungen der Gitterbausteine vollständig, schädigungs- und entzündungsfrei aus dem Körper geleitet wird, wie z.B. bei Parodontitis. Sie ist die organische Hauptursache für die Energieerhöhung der Verdauungswärme, denn sie ist chronisch, progressiv, weit verbreitet, unauffällig und wird oft zu spät behandelt.

3.11. Auslösung von Entzündungen und Schmerzen

Wird die Energie der Verdauungswärme (Lebensenergie Qi) durch die erhöhte Energie der Entzündungswärme in den Zahnfleischtaschen (schädliches Qi) *schnell* erhöht, erhöht diese erhöhte Energie der Verdauungswärme die Wärmeleitfähigkeit in den Wärmeleitbahnen bei ihrem Transport zu Stellen tieferer Temperatur, vom Startgebiet beginnend bis zur Körperschale, *nur langsam*, weil Gewebe ein schlechter Wärmeleiter ist. An Stellen tieferer Temperatur können die größeren kollektiven Schwingungen der Gitterbausteine die erhöhte Energie der Verdauungswärme nicht mehr schädigungs- und entzündungsfrei durch das Gewebe leiten, weil die thermischen Schwingungen der Gitterbausteine um ihre Ruhelagen kleiner sind.

Wird die Energie der Verdauungswärme durch die erhöhte Energie der Entzündungswärme z.B. einer Zahnfleischtasche an einem *mittleren* Zahn der linken Seite erhöht, wird diese erhöhte Energie der Verdauungswärme bei ihrem Transport zu Stellen tieferer Temperatur in die *linke Körperseite* geleitet (Abbildung 6), während die durch eine Zahn-

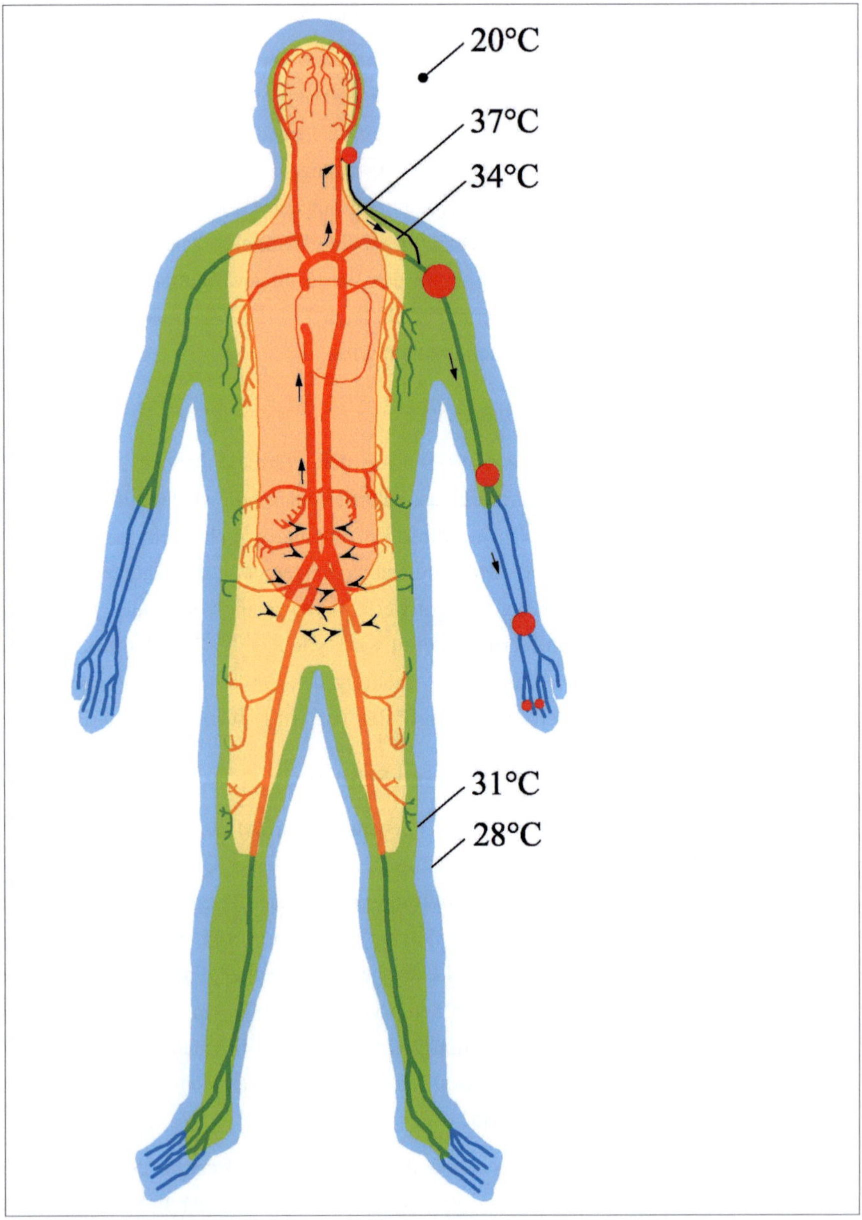

Abbildung 6: Beispiele für Entzündungen, die durch die erhöhte Energie der Entzündungswärme einer Zahnfleischtasche an einem mittleren Zahn der linken Seite verursacht wurden

fleischtasche an einem *hinteren* Zahn der linken Seite erhöhte Energie der Verdauungswärme bei ihrem Transport zu Stellen tieferer Temperatur in die *linke Rückenseite* geleitet wird (Abbildung 7).

Diese erhöhte Energie der Verdauungswärme breitet sich bei ihrem Transport zu Stellen tieferer Temperatur im warmen Muskelgewebe unterhalb der Haut aus (nach der TCM als Ozean bezeichnet), was z.B. an Verspannungen und Schmerzen im Muskelgewebe unterhalb der Haut zu erkennen ist. Trifft die erhöhte Energie der Verdauungswärme dabei auf die Wärmeleitbahn einer Arterie mit tieferer Temperatur, wird sie in diese Wärmeleitbahn eingeleitet. Dabei folgt diese Wärmeenergie dem aktuellen Weg der höchsten Wärmeleitfähigkeit im Gewebe bis zu dieser Wärmeleitbahn, wobei der aktuelle Weg mit zunehmender Dauer zu einer ständigen Wärmeleitbahn aus erhöhter Wärmeleitfähigkeit im Gewebe wird (schwarze Linie am Hals in Abbildung 6 und 7).

Die erhöhte Energie der Verdauungswärme der *linken Körperseite* wird in die Wärmeleitbahn der linken Armarterie mit der tieferen Temperatur eingeleitet (Abbildung 6), während die erhöhte Energie der Verdauungswärme der *linken Rückenseite* in die Wärmeleitbahn der Aorta mit der tieferen Temperatur eingeleitet wird (Abbildung 7). Der Transport zu Stellen tieferer Temperatur führt diese erhöhte Energie von der Wärmeleitbahn der Aorta weiter in die Wärmeleitbahn der linken Beinarterie, weil nach Uhlmann (1964, S. 606) "auf dieser Körperseite die Temperatur tiefer ist, als in Körpermitte". Dabei kann diese erhöhte Energie auch in die Wärmeleitbahn einer linken Organarterie eingeleitet werden, und zwar dann, wenn diese Wärmeleitbahn ein Temperaturgefälle aufweist. An Stellen tieferer Temperatur und geringer Dichte kann die erhöhte Energie der Verdauungswärme das Gewebe schädigen und entzünden, *wenn* die Wärmeleitfähigkeit für diese erhöhte Energie *zu gering* ist. Die erhöhte Energie der Verdauungswärme wird bei ihrem Transport in der Wärmeleitbahn zu weiteren Stellen tieferer Temperatur geleitet. Auch an diesen Stellen und an Stellen geringer Dichte kann diese erhöhte Energie das Gewebe schädigen und entzünden, und zwar dann, *wenn* die Wärmeleitfähigkeit für diese erhöhte Energie *zu gering* ist.

Ist an Stellen tieferer Temperatur die Wärmeleitfähigkeit im Gewebe für die erhöhte Energie der Verdauungswärme *nur gering*, wird das Gewebe auf Schädigung beansprucht, weshalb eine potenzielle Gewebeschädigung droht. Die aktuelle und potenzielle Gewebeschädigung ist nach der International Association for the Study of Pain (IASP) mit Schmerz verknüpft. Die Schmerzen, hier durch thermische Reize, werden an Stellen tieferer Temperatur und geringer Dichte als ausstrahlende Schmerzen und Stiche wahrgenommen.

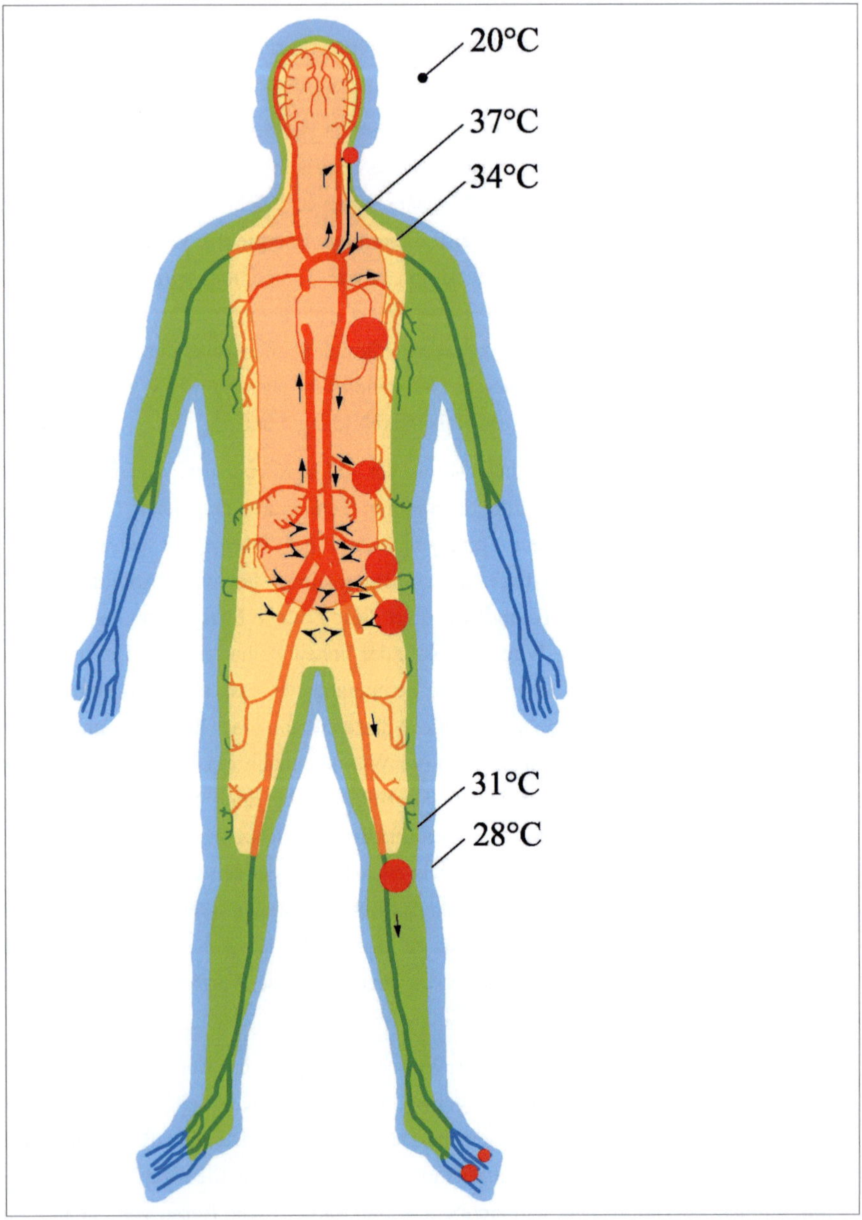

Abbildung 7: Beispiele für Entzündungen, die durch die erhöhte Energie der Entzündungswärme einer Zahnfleischtasche an einem hinteren Zahn der linken Seite verursacht wurden

So können Schmerzen, verursacht durch Schadstoffe in der Nahrung, z.B. im Magen-Darm-Trakt, an Organen, Gelenken, der Wirbelsäule und an Armen und Beinen ausgelöst werden. Schmerzen, verursacht durch Schadstoffe in den Zahnfleischtaschen, können z.B. an Zähnen und ebenfalls an Organen, Gelenken, der Wirbelsäule und an Armen und Beinen ausgelöst werden. Bekanntlich wird die erhöhte Temperatur von Fieber, die eine erhöhte thermische Energie ist, als Kopf- und Gliederschmerzen wahrgenommen.

Nahrung mit Schadstoffen fördern die Auslösung von Entzündungen und Schädigungen, weil sie die Energie der Verdauungswärme erhöhen, während Kälte die Auslösung fördert, weil sie die Wärmeleitfähigkeit im Gewebe verringert. Dann ist eine Lungenentzündung eine Erkältung und keine Viruserkrankung. In der Kombination aller auslösenden Parameter können Entzündungen der rheumatoiden Arthritis an Stellen tieferer Temperatur und geringer Dichte ausgelöst werden, wie z.B. an der Innenhaut von Gelenken, Sehnenscheiden, Schleimbeuteln, der oberen Halswirbelsäule, den Augen, den Herzklappen, am Lungenfell, am Lungengewebe, am Bindegewebe der Leber, an den Nieren und an den Wänden der Blutgefäße.

Ist also die Wärmeleitfähigkeit an Stellen tieferer Temperatur nicht ausreichend erhöht, richtet sich die erhöhte Energie der Verdauungswärme gegen dieses Gewebe. Betrachtet man die physikalisch bedingte Wärmeleitfähigkeit im Gewebe als ein Immunsystem, wovon offenbar die Theorie der Schulmedizin ausgeht, dann ist das Immunsystem bei geringer und zu geringer Wärmeleitfähigkeit geschwächt oder gestört, während es bei gleichmäßig erhöhter Wärmeleitfähigkeit bis zur Körperschale gestärkt ist. Legt man nur diese Betrachtung zugrunde, dann ist die rheumatoide Arthritis eine Autoimmunerkrankung, weil das Immunsystem geschwächt oder gestört ist und sich deshalb gegen den Körper richtet. Betrachtet man aber die zu hohe Energie der Verdauungswärme, dann ist die rheumatoide Arthritis eine entzündungsbedingte Erkrankung, die durch Schadstoffe in der Nahrung und/oder in den Zahnfleischtaschen entsteht und kausal behandelbar und heilbar ist.

3.12. Schädliche Bakterien, verursacht durch Entzündungswärme

Das bakterielle Gleichgewicht der nützlichen Bakterien im Körper ist die Grundlage einer normalen Körpertemperatur. Die erhöhte Temperatur einer Entzündung verändert das bakterielle Gleichgewicht in der Entzündung zugunsten schädlicher Bakterien, wie z.B. Krankenhauskeime. Die Entzündungswärme bietet schädlichen Bakterien offenbar gute Lebensbedingungen, weshalb sie sich entwickeln und mit ihren Toxinen die Entzündung verstärken.

3.13. Schädigungen nach dem Meridiansystem

Fließt nach den Vorstellungen der TCM z.B. zu wenig Lebensenergie Qi (Energie der Verdauungswärme), kann schädliches Qi (erhöhte Energie der Verdauungswärme) in den Kanal (in die Wärmeleitbahn der Arterie, die ein Kanal ist) eindringen und das zugehörige Organ (oder das in der Wärmeleitbahn liegende Gewebe tieferer Temperatur und geringer Dichte) schädigen.

3.14. Chronifizierung von Entzündungen und Schmerzen

Eine ausgelöste Entzündung wird durch Wärmeleitung chronisch, wenn die verursachende Entzündung chronisch ist, die Wärmeleitbahn stabil ist und der Temperaturunterschied zwischen verursachender und ausgelöster Entzündung nicht ausgeglichen wird. Dann führt die Energie der freigesetzten Verdauungswärme, die um die Energie der verursachenden Entzündungswärme einer Zahnfleischtasche erhöht ist, nach Lenk (1989, S. 1080) zu "kollektiven Schwingungen der Gitterbausteine", die diese Energie über die Wärmeleitbahn zur ausgelösten Entzündung mit der tieferen Temperatur leiten, und zwar so lange, bis der Temperaturunterschied ausgeglichen *wird.* Das kann zu chronischen Entzündungen an Gelenken, der Wirbelsäule und zu Tumoren an Organen führen.

Die ausgelösten Schmerzen werden durch Wärmeleitung chronisch, wenn die verursachende Entzündung chronisch ist, die Wärmeleitbahn stabil ist und der Temperaturunterschied zwischen der verursachenden Entzündung und der Schmerzstelle nicht ausgeglichen wird. Dann führt die Energie der freigesetzten Verdauungswärme, die um die Energie der verursachenden Entzündungswärme einer Zahnfleischtasche erhöht ist, nach Lenk (1989, S. 1080) zu "kollektiven Schwingungen der Gitterbausteine", die diese Energie über die Wärmeleitbahn zur Schmerzstelle mit der tieferen Temperatur leiten, und zwar so lange, bis der Temperaturunterschied ausgeglichen *wird.* Das kann zu chronischen Schmerzen an Gelenken, der Wirbelsäule und an Organen führen. Symptomatische Behandlungen zur Schmerzbekämpfung sind dann z.B. Wärmekissen oder Wärmepflaster an der schmerzenden Stelle, um den Temperaturunterschied auszugleichen.

4. Diskussion

4.1. Aus Schädigungen werden Krankheiten

Die Energie der Verdauungswärme, die durch die erhöhte Energie von Schadstoffen in der Nahrung und/oder durch Schadstoffe in den Zahnfleischtaschen erhöht ist, zwingt bei ihrem Transport den Gewebe-Gitterbausteinen an Stellen geringer Wärmeleitfähigkeit, die Stellen tieferer Temperatur und geringer Dichte sind, ihre größere Bewegungsenergie auf. Die Energieleitung erfolgt nach Hering und Martin, et al. (1999, S. 678-679) durch "Stoß auf einen Gitterbaustein". In Analogie dazu erfolgt die Energieleitung der normalen Körperwärme durch normale, nichtschädigende Stöße von Molekül zu Molekül. Die Energieleitung von erhöhter Wärmeenergie erfolgt dann sinngemäß durch stärkere, schädigende Stöße von Molekül zu Molekül. Dann wird sich die damit verknüpfte größere Auslenkung über die elastische Kopplung auf die Nachbarn übertragen und als größere kollektive Schwingungen der Gitterbausteine durch das Gitter von Gewebe, festen Stoffen, Blut, Wasser und Luft laufen, wobei das Gewebe mechanisch durch Druck und Dehnung, je nach Stärke und Dauer, reversibel oder irreversibel geschädigt wird.

Die Schädigungen können zu Schwellungen, Deformationen an der Wirbelsäule und den Gelenken, Knochenabbau (Osteoporose), Zerstörung von Gewebe (Arthrose), Schäden an Organen (Organentzündungen, Organversagen, Depression), Störungen des Stoffwechsels (Diabetes) und der Gene (Krebs) führen. Die Schädigungen an den Genen können z.B. bei chronisch erhöhter Energie der Verdauungswärme von den Reparaturgenen nicht mehr repariert werden. Zwischen Onkogenen, die das Zellwachstum fördern und Tumorsuppressorgenen, die es unterdrücken, entsteht dann ein Ungleichgewicht, das ein unkontrolliertes Wachstum von Zellen nach sich zieht. Erhöhte Wärmeenergie in den Wärmeleitbahnen der Arterien kann zu Schwellungen an Blutgefäßen, erhöhtem Blutdruck, Blutgerinnsel (Schlaganfall, Herzinfarkt) und zur Schädigung des Blutes (Leukämie) führen. Die Frequenz der kollektiven Schwingungen der Gitterbausteine kann beim Transport von erhöhter Wärmeenergie Herzrhythmusstörungen verursachen. Die Schwingungen drücken Flüssigkeit durch das Gewebe zu Stellen tieferer Temperatur, die zu Ansammlungen von Wasser im Zielgebiet der Wärmeleitung führen (z.B. in einer Entzündung oder in den Beinen).

Die kollektiven Schwingungen der Gitterbausteine werden bei erhöhter Energie der Verdauungswärme und erhöhter Wärmeleitfähigkeit ggf. als innere Unruhe und Kribbeln wahrgenommen. Hohe Energie der Verdauungswärme und hohe Wärmeleitfähigkeit führt zu großen Amplituden und Wellenlängen der kollektiven Schwingungen der Gitterbausteine, die bei ihrer Bewegung in den Wärmebahnen zu Stellen tieferer Temperatur Kraft auf das Gewebe ausüben und als Tremor sichtbar werden. Diese kraftvollen kollektiven Schwingungen der Gitterbausteine verursachen Bewegungsstörungen an Armen, Beinen, Kopf und Körper, wie sie typisch für Morbus Parkinson sind. Dazu gehören Muskelstarre, kleinere Schritte, verlangsamte Bewegungen bis hin zu Bewegungslosigkeit, unrunde Bewegungen beim Laufen und Haltungsinstabilität. Demnach ist Morbus Parkinson ursächlich keine Gehirnerkrankung, sondern primär eine entzündungsbedingte Erkrankung, die kausal behandelbar und deshalb heilbar ist.

4.2. Selbstheilung durch Zahnausfall

Chronische Parodontitis führt zu Zahnausfall und damit zur Ausheilung der Entzündung an dieser Stelle. Dann heilen die von dieser Entzündung physikalisch ausgelösten Entzündungen an Stellen tieferer Temperatur von selbst aus. Die normale Körpertemperatur einer ausgeheilten Entzündung bietet schädlichen Bakterien keine Lebensbedingungen mehr, weshalb sie von selbst absterben. Die erhöhte Wärmeleitfähigkeit aber bleibt erhalten, weil sie offenbar irreversibel ist. Das liegt wahrscheinlich daran, dass das Gewebe altert. Dann wird die verringerte Energie der Verdauungswärme in kleineren kollektiven Schwingungen der Gitterbausteine mitgeführt, die von den größeren thermischen Schwingungen der Gitterbausteine um ihre Ruhelagen schädigungs- und entzündungsfrei geleitet werden. Deshalb stellt sich ein normaler Gesundheitszustand auf höheren Niveau der Wärmeleitfähigkeit wieder ein. Heute liegt die kausale Behandlung der Parodontitis im Ermessen des Zahnarztes, auf das jeder Betroffene Einfluss nehmen kann.

4.3. Kausale Behandlungen, die Antibiotika-Resistenzen verhindern

Die Ergebnisse der Arbeit stimmen mit den Gesetzen der Physik überein und weisen Parallelen zum Meridiansystem der TCM auf. Sie ermöglichen kausale Behandlungen, die eine Heilung von Entzündungen und entzündungsbedingten Krankheiten ermöglichen und Antibiotika-Resistenzen verhindern. Physikalisch ausgelöste Entzündungen mit Antibiotika zu behandeln, bekämpft nicht die Schadstoffe in der Nahrung und in den Zahnfleischtaschen, sondern nur die nützlichen und schädlichen Bakterien, weshalb sie resistent werden und der Behandlungserfolg ausbleibt. Stattdessen können durch Schadstoffarme Nahrung und Beseitigung der Schadstoffe in den Zahnfleischtaschen, wie Zahnstein, Zahnbeläge und schädliche Bakterien, Schädigungen und Schmerzen gestoppt oder gelindert werden und Entzündungen heilen oder vorbeugend verhindert werden. So können z.B. Gelenke und Organe erhalten und damit das Einsetzen von Gelenkprothesen und die Transplantation von Organen verringert werden. Zur kausalen Behandlung gehören die professionelle Zahnreinigung und die Parodontitisbehandlung in sinnvollen Abständen. Wenn mit zahnerhaltenden Behandlungen kein zufriedenstellendes Ergebnis erreicht werden kann, oder Lebensgefahr besteht, ist die Extraktion der Zähne mit den *verursachenden* Entzündungen notwendig.

Die Heilung kann langwierig sein, weil die erhöhte Wärmeleitfähigkeit in den Wärmeleitbahnen offenbar irreversibel ist und ein Temperaturausgleich zwischen dem entzündeten und nichtentzündeten Gewebe erfolgen muss. Wahrscheinlich gilt: Je stärker die Entzündungen, desto länger die Heilung. Hilfreich bei der Ursachensuche ist, dass eine grobe Zuordnung von Entzündung im Körper zu den Entzündungen an den Zähnen möglich ist, weil die kollektiven Schwingungen der Gitterbausteine die Wärme immer zu Stellen tieferer Temperatur leiten und dabei die Seiten nicht wechseln. So kann eine Entzündung auf der linken Körperseite Zähnen der linken Seite und eine Entzündung hinten den hinteren Zähnen zugeordnet werden, usw.

5. Fazit für Ärzte und Patienten

- Die Temperaturunterschiede zwischen Magen-Darm-Trakt und Umgebung bewirken einen Wärmetransport durch Wärmeleitung im Gewebe, in festen Stoffen, Flüssigkeiten und Gasen von Stellen höherer zu solchen tieferer Temperatur.

- Die Wärmeleitung ist ein Wärmetransport und eine physikalische Thermoregulation, die durch kollektive Schwingungen der Gitterbausteine vermittelt wird.

-Schadstoffe verursachen eine thermische Energieerhöhung bei der Verdauung, in den Zahnfleischtaschen und in den ausgelösten Entzündungen.

- Die Energie der Verdauungswärme, die durch die erhöhte Energie der Entzündungswärme einer akuten oder systemischen Entzündung einer Zahnfleischtasche erhöht wurde, führt zu erhöhten kollektiven Schwingungen der Gitterbausteine, die diese Wärmeenergie in Wärmeleitbahnen zu Stellen tieferer Temperatur leiten und an Stellen geringer und zu geringer Wärmeleitfähigkeit Schädigungen, Schmerzen und Entzündungen auslösen.

- In der Entzündungswärme einer ausgelösten Entzündung bilden sich schädliche Bakterien, die die Entzündung verstärken.

- Entzündungen und Schmerzen werden chronisch, wenn die verursachende akute oder systemische Entzündung einer Zahnfleischtasche nicht beseitigt wurde.

- Organische Hauptursache von Schädigungen, Schmerzen und Entzündungen ist Parodontitis.

- Kausale Behandlungen ermöglichen die Heilung von Entzündungen und verhindern Antibiotika-Resistenzen.

Literatur

Hering, E, Martin, R, Stohrer, M. (1997): Physik für Ingenieure 6. Auflage. Wärmeübertragung. In: Hering, R, Martin, R, Stohrer, M. (Hrsg.) Springer, Berlin: 204

Hering, E, Martin, R, Stohrer, M. (1999): Physik für Ingenieure 7. Auflage. Schwingende Gitterbausteine und Phononen. In: Hering, R, Martin, R, Stohrer, M. (Hrsg.) Springer, Berlin: 678-679

Lenk, R. (1989): Physik Band 2. Wärmeleitung. In: Brockhaus Leipzig (Hrsg.): 1080

Stroppe, H. (1990): Physik für Studenten der Natur- und Technikwissenschaften 8. Auflage. Wärmeübertragung: Fachbuch Leipzig (Hrsg.): 164

Uhlmann, A.M. (1962): Meyers neues Lexikon 2. Band. Energie, Wärmeenergie. In: Bibliografisches Institut Leipzig (Hrsg.): 918

Uhlmann, A.M. (1964): Meyers neues Lexikon 8. Band. Wärmeausbreitung. In: Bibliografisches Institut Leipzig (Hrsg.): 606